HYGIÈNE PUBLIQUE

DÉPARTEMENT DU DOUBS

ENQUÊTE

SUR LE BASSIN D'ALIMENTATION

DE LA SOURCE D'ARCIER

FAITE

PAR LA COMMISSION SANITAIRE

De la Circonscription de Besançon

RÉSUMÉ DES MESURES A PRENDRE

COMME SANCTION A CETTE ENQUÊTE

RAPPORT

De M. le Professeur FOURNIER

*Approuvé par la Commission sanitaire de la Circonscription de Besançon
dans sa séance du 23 février 1907*

BESANÇON

IMPRIMERIE J. MILLOT ET Cᴵᴱ

20, RUE GAMBETTA, 20

1907

HYGIÈNE PUBLIQUE

DÉPARTEMENT DU DOUBS

ENQUÊTE

SUR LE BASSIN D'ALIMENTATION

DE LA SOURCE D'ARCIER

FAITE

PAR LA COMMISSION SANITAIRE

De la Circonscription de Besançon

RESUMÉ DES MESURES A PRENDRE

COMME SANCTION A CETTE ENQUÊTE

RAPPORT

De M. le Professeur FOURNIER

*Approuvé par la Commission sanitaire de la Circonscription de Besançon
dans sa séance du 23 février 1907*

BESANÇON

IMPRIMERIE J. MILLOT ET Cⁱᵉ

20, RUE GAMBETTA, 20

1907

RAPPORT SUR L'ENQUÊTE

FAITE

PAR LA COMMISSION SANITAIRE

SUR LE BASSIN D'ALIMENTATION

DE LA SOURCE D'ARCIER

~~~~~~

RÉSUMÉ DES MESURES A PRENDRE

Comme sanction à cette enquête

~~~~~~

1° Mesures générales urgentes

A) Faire appliquer très rigoureusement toutes les dispositions de la **loi du 15 février 1902**. *dans toutes les communes faisant partie du bassin alimentaire de la source d'Arcier :* Nancray, Saône, la Vèze, Gennes, Mamirolle, Granges-Vienney, la Chevillotte, Naisey et Gonsans, notamment en ce qui concerne *les fumiers, les purins, les fosses d'aisances, l'écoulement des eaux résiduaires et l'enfouissement du bétail.*

B) Continuer à établir d'une façon rigoureuse la **surveillance sanitaire** desdites communes, mesure qui a déjà donné de si bons résultats.

Dans les cas dangereux ou suspects, procéder, comme il a été fait jusqu'ici, à une *désinfection* complète.

C) **Avertir** la population de Besançon toutes les fois que l'*état sanitaire* du bassin d'alimentation peut lui faire courir un danger et, dans ce cas, lui conseiller de *faire bouillir* son eau ou de *se servir de l'eau d'Aglans.*

D) *Ne pas refouler* d'eau d'Arcier dans les réservoirs d'Aglans *sans en prévenir*, aussitôt que possible, *la population* et l'avertir de la cessation de cette opération.

E) Exiger de tous les médecins de Besançon **la déclaration des maladies** prévues par la loi de 1902.

F) Avertir la population lorsque le nombre des *cas typhiques* qui se produisent à Besançon *dépasse notablement la moyenne.*

2° Mesures particulières à chaque commune

I. — Mesures urgentes et faciles à réaliser immédiatement

Commune de Gennes

a) Suppression immédiate de la fosse d'aisances de l'école de filles, creusée contre le mur même du réservoir et son transfert en un point aussi éloigné que possible de ce réservoir.

b) Etablissement d'une rigole d'évacuation des eaux superficielles de la route au voisinage du réservoir et *élévation du seuil* du réservoir.

c) Interdiction de l'usage pour l'alimentation des eaux du puits de la *Vieille-Fontaine* et abaissement du bec de jet de la pompe au niveau de l'abreuvoir.

d) Etablissement de ronces artificielles autour des gouffres situés dans la combe à l'E. N.-E. du village et dans le bois au N. de cette combe ; *surveillance très rigoureuse* de ces gouffres.

e) Interdiction d'enfouir des bêtes mortes dans le bois de la Côte et dans la combe ci-dessus désignée; fixation d'un emplacement d'enfouissement au sud du village dans un sol suffisamment profond.

Commune de Nancray

a) Amélioration de l'abreuvoir du lavoir n° 1 (près de la route); établissement d'un drainage pour évacuer les eaux autour de cet abreuvoir.

b) Interdiction pour l'alimentation de la source dite de la Roche (lavoir n° 2) ; abaissement du bec de jet au niveau de l'abreuvoir et suppression de la pompe.

c) Faire appliquer d'une façon **extrêmement rigoureuse** à *Nancray* les dispositions de la loi de 1902 relativement aux fumiers, purins, latrines, eaux résiduelles, etc.

Ferme de la Grange Saint-Antoine

a) Exiger l'*établissement de bétons étanches* et de *fosses à purins* pour tous les fumiers.

b) Etablissement de *fosses d'aisances étanches*.

c) *Interdiction d'épandre* ou de laisser écouler du purin ou tout autre liquide susceptible de contaminations *sur le versant de la source d'Aglans;* établissement d'un *canal étanche* pour *assurer l'écoulement* de toutes les eaux résiduaires *sur l'autre versant* (S.-E.)

Commune de Saône

a) Suppression des latrines du château.

b) *Interdiction du lavage* dans les eaux de la source en cas d'épidémie.

Commune de Naisey

Améliorer le captage de la Grande-Fontaine et de la source de *Toulangin*.

Commune de Mamirolle

Réfection de la citerne en aval du cimetière.

Pour les autres communes l'application des mesures générales suffira.

II. — Mesures également urgentes mais d'une réalisation plus difficile ou plus coûteuse

Commune de Gennes

a) *Evacuation des eaux résiduelles* et *épandage* dans la plaine d'alluvions.

b) *Drainage des eaux stagnantes*.

c) Déplacement du cimetière.

Commune de Nancray

a) *Amélioration de l'alimentation en eau* par l'adduction de nouvelles sources.

b) Suppression de la porcherie Saint-Hillier.
c) Déplacement du cimetière.

Commune de la Vèze

a) Amélioration de l'alimentation en eau en recoupant la source en dehors de la zone contaminée.
b) Déplacement du cimetière.

Ferme de la Grange Saint-Antoine

Suppression radicale de la ferme et *reboisement* des terrains actuellement cultivés autour de cette ferme.

Commune de Mamirolle

Etablissement d'un système d'égouts et *épandage.*

Commune de Saône

Etablissement d'égouts et *épandages.*

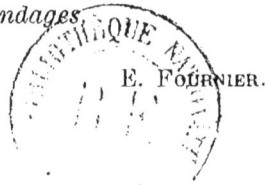

E. FOURNIER.

www.ingramcontent.com/pod-product-compliance
Lightning Source LLC
Chambersburg PA
CBHW050449210326
41520CB00019B/6140